# Sort hvidløg

H.G.Sangere

# Indholdsfortegnelse

## Inhaltsverzeichnis

**Bogen:**

Nogle fødevarer har heldet med sig! Ikke alene tager smagen af sort hvidløg dine smagsløg med på en uforglemmelig rejse, men det har også en lang række positive effekter på din krop. Den mystiske historie og fordelene ved "sort hvidløg" er omgærdet af mange tvetydigheder, og H.G. Sangere ønsker at rydde alt dette af vejen i sin bog. Sort hvidløg, som er meget værdsat i nutidens Japan, Thailand og Korea, er en relativ nybegynder på det almindelige marked i USA (siden omkring 2008). Det er ved at blive mere kendt for både den unikke smag, det giver, og de gavnlige virkninger, det har på helbredet.

Det faktum, at sort hvidløg indeholder næsten dobbelt så mange antioxidanter og næringsstoffer som rå hvidløg, betyder, at det kan behandle kredsløbsproblemer, hjertesygdomme, betændelse, aldersskadet hud, højt kolesteroltal, diabetes, svækket immunforsvar, kræft, leverskader, Alzheimers sygdom og andre kroniske lidelser. Fordelene ved dette sorte guld bør ikke være skjult længere, er du enig? Lad os udforske denne næringstætte fødevare!

**Forfatteren:**

H.G. Sangere

Passioneret læser og alsidig

interesseret forfatter, bor sammen med sin anden

kone i Thailand

# Sort hvidløg

Sundhedsbooster til din krop

fra

H.G.Sangere

# Impressum

- 1 -

1. Edition, 2023

© 2023 Alle rettigheder forbeholdes.

No. 4/2 , Moo.7

A.Mueang , Ban Khok

67000 Phetchabun

**© Copyright 2022 by H.G. Sangere - Alle rettig-
heder forbeholdes.**

Målet med denne bog er at tilbyde nøjagtige og påli-
delige oplysninger om det aktuelle emne. Udgiveren
er ikke forpligtet til at levere regnskabsmæssige,
juridisk autoriserede eller på anden måde kvalifi-
cerende tjenester. Hvis der er behov for juridisk eller
teknisk rådgivning, bør en kyndig ekspert kontaktes.

Enhver kopiering, duplikering eller distribution af
nogen del af denne bog, uanset om det er elektronisk
eller skriftligt, er forbudt. Intellektuelle ejendomsret-
tigheder er forbeholdt.

Forbrugeren påtager sig det fulde ansvar for ethvert
ansvar, der opstår som følge af brug eller overtræ-
delse af love, procedurer eller anvisninger heri,
uanset om det skyldes uopmærksomhed eller andet.
Udgiveren kan ikke holdes ansvarlig for eventuelle
skader, fejl eller økonomiske tab, der er opstået som
følge af de oplysninger, der gives heri, hverken
direkte eller indirekte. Forfatteren ejer ophavsrettig-
hederne.

Dette materiale leveres udelukkende til uddan-
nelsesmæssige formål og er derfor universelt.

Dataene er givet uden nogen form for garanti eller aftale. Varemærkerne er brugt uden varemærkeindehaverens tilladelse eller støtte. De varemærker og mærker, der er nævnt i denne bog, tilhører deres respektive ejere, og dette materiale er på ingen måde forbundet med dem.

## Indledning

Der er mange mirakler i verden, der skal fejres, og for mig er hvidløg det, der fortjener det mest.
-Leo Buscaglia

Brugen af sort hvidløg går flere hundrede år tilbage. Det blev først markedsført som et sundhedsprodukt, og mange mennesker anser det stadig for at være et kosttilskud til forbedret sundhed. Hvert år spiser folk i USA mere end 250 millioner pund hvidløg. Derudover er det meget vellidt i landene i Mellemøsten og Middelhavsområdet, foruden Kina og Indien. I Thailand har de lokale en stærk tro på, at brug af sorte hvidløg vil få dem til at leve længere. Siden 2008 har det langsomt fundet vej til mainstream i USA. På grund af sin komplekse smag, der kombinerer søde og salte aromaer, er den meget efterspurgt af kendte kokke[1].

Kulturen i Korea, som er mest kendt for sin kimchi, har forfinet fermenteringsteknikken ved langsomt at løfte smagen af almindelige fødevarer til et helt nyt niveau. Det bør ikke komme som nogen overraskelse, at Korea var det land, hvor sorte hvidløg først dukkede op. Efter at have været lagret i mindst en måned har det en karamelliseret sødme, smagfuld fylde og en fornemmelse på tungen, der kan sammenlignes med at spise en dadel. Den er både sød og blød, hvilket gør det svært at indse, at man virkelig spiser hvidløg. Disse fermenterede fed har en blød konsistens, og de er nemme at spise alene og efterlader ikke en stærk eftersmag i munden. I løbet af de sidste par år har vi i hele verden set, at det er dukket op oftere og oftere, og nu er det tilbage i toppen af mange sæsonbestemte, must-have ingredienslister på de allerfineste restauranter og nu endda på pizzasteder.

Fermenteringsprocessen for sorte hvidløg er nem og naturlig, og den involverer ikke brug af konserveringsmidler. Slutproduktet er endnu mere næringsrigt end konventionelle hvidløg, der ikke er blevet fermenteret. Det siges, at sort hvidløg indeholder dobbelt så mange antioxidanter og C-vitaminer som almindeligt hvidløg, så der er virkelig ingen grund til ikke at kunne lide det.

Hvidløg, i alle dets former, er en effektiv naturlig medicin. Selvom sort hvidløg måske er lidt mere tiltrækkende som smagsforstærker i maden, må man ikke glemme, at det også kan spises råt. Det er et kraftigt antibiotikum såvel som et antiviralt middel, og det kan bruges til at hjælpe med behandlingen af en lang række sygdomme. Derudover indeholder det forbindelser, der er nyttige i kampen mod kræft. Det faktum, at sort hvidløg har så mange positive effekter på ens helbred - herunder sænkning af kolesterolniveauer, forbedring af immunologisk funktion, reduktion af kroniske sygdomme og en lang række andre fordele - har bidraget til dets meteoriske stigning i popularitet. Derudover er det en vidunderlig kilde til antioxidanter og vitaminer, som begge er essentielle for at opretholde kroppens sundhed[2].

Lad os udforske mere om denne superfood!

## 1. Kapitel

# Hvad er sort hvidløg?

Sort hvidløg er et modnet frisk hvidløg, der har en glat, blød konsistens og en fyldig, sød smag. Det kan bruges til at forbedre smagen af en lang række salte retter (og endda nogle søde!). Sorte hvidløg har også en mørkere farve end almindelige friske hvidløg. Fedd af sort hvidløg kan relativt let hakkes, knuses eller pureres, hvilket gør dem til en fremragende tilføjelse til saucer, gryderetter, pasta og sauterede grøntsager.

## Ernæringsprofil

Følgende næringsstoffer findes i 15 gram skrællet sort hvidløg[3]:

- - Kalorier: 40
- - Protein: 2 gram
- - Fedt: 0 gram
- - Kulhydrater: 8 gram
- - Fibre: 3 gram
- - Sukker: 4 gram

Derudover har sort hvidløg detekterbare niveauer af følgende:

* - C-vitamin
* - B-vitaminer (B1, B2, B3, B6)
* - Folat
* - Kalcium
* - Mangan
* - Magnesium
* - Fosfor
* - Zink
* - Jern

Sort hvidløg har en lavere koncentration af det kemiske stof allicin, som er ansvarlig for mange af de positive sundhedseffekter, der forbindes med almindeligt hvidløg. Det har dog en høj koncentration af phytonæringsstoffer, aminosyrer og antioxidanter. Koncentrationerne skifter på den anden side som følge af aldringsprocessen.

Indholdet af antioxidanter i sorte hvidløg er højere end i almindelige hvidløg. Derudover har det en større mængde af et stof, der er kendt som S-Allylcystein (SAC). Allicin absorberes lettere af kroppen takket være SAC. Fordi det indeholder mere allicin end almindeligt hvidløg, kan sort hvidløg være mere effektivt til at hjælpe din krop med at opnå de sundhedsmæssige fordele, der er forbundet med denne forbindelse.

## Ristede hvidløg vs. sorte hvidløg

Udtrykket „ristet hvidløg" henviser ikke til det samme som „sort hvidløg". Som vi lige har diskuteret, produceres sorte hvidløg ved at lade hvidløgsfed ligge uforstyrret ved en lav temperatur i mange uger. For at lave ristede hvidløg skal man bare bage rå hvidløg ved høj temperatur i cirka en time, eller indtil de er blevet ret bløde. De sorte hvidløgsfed er bløde og lidt klæbrige, men de er stadig faste nok til at kunne skæres i skiver eller hakkes. Ud over at være lidt syrlige og søde har de også salte undertoner, som ikke er overvældende og kommer fra det friske hvidløg, der bruges til at lave dem.

Ristede hvidløgsfed får en gylden farve og en sød, karamelliseret smag. De er meget bløde, næsten til det grødagtige, og kan nemt blandes i kartoffelmos og salatdressinger.

## Varianter

Der findes to forskellige typer sorte hvidløg: hele løg med flere fed og hele løg med ét fed. Det er meget muligt, at du allerede kender det hvidløg, der kaldes flerfeddet. Fordi skrællen holder hvert fed adskilt, skal de pilles separat.

Hvidløg med et enkelt fed, også kendt som hvidløg med et enkelt fed, er mere kompakte i størrelsen og har en rund form. Når du skærer ind i løget, er der ingen adskillelse fra skallerne, når du når ind til indersiden. Det er simpelthen et enkelt, stort, kugleformet fed helt for sig selv.

## Smag

Smagen af sort hvidløg har en subtil sødme, der minder om fyldig melasse, og en svag smag, der minder om tamarind eller balsamicoeddike. Derudover har den dybde og umami-spor af sojasauce. Feddene er meget klæbrige og har en blødere konsistens end friske hvidløg. Under modningsprocessen bliver feddene noget tørrere, hvilket resulterer i en tekstur, der er lidt sej, men alligevel blød.

## Hvor kan man få fat i det?

Sort hvidløg kan købes online fra både store og små producenter, og det findes også ofte i specialbutikker og helsekostforretninger.

Du kan få gamle sorte hvidløg og fermenterede sorte hvidløg i forskellige former, herunder hele løg, skrællede fed, puré, tørrede og granulerede former. Find sorte hvidløg i form af løg, fed eller puréer, hvis du ønsker at bruge dem i retter på samme måde, som du ville bruge konventionelle rå eller ristede hvidløg. De mindre krukker eller bundter med to til fem sorte hvidløg er dem, der oftest ses i detailhandlen.

Hvis du vil have sorte hvidløg i store mængder, er det muligt at lave sorte hvidløg derhjemme ved at lægge hele løg i en slow cooker eller riskoger og indstille den til lav temperatur; det vil dog tage alt fra tre til seks uger for hvidløgene at nå deres fulde modenhed.

## Hvor skal de opbevares?

Sorte hvidløgsløg, der ikke er skrællet, kan opbevares ved stuetemperatur i deres emballage, så længe de ikke er blevet åbnet. Når æsken er blevet åbnet, skal den opbevares i køleskabet indtil bedst før-datoen eller sidste anvendelsesdato, alt efter hvad der kommer først. Når de opbevares korrekt i køleskabet, kan sorte hvidløg holde sig i op til en måned.

Fedd af skrællet sort hvidløg, enten hele eller hakkede, samt puréer, skal opbevares i køleskabet i lufttætte beholdere eller glas.

**Sådan indarbejder du sorte hvidløg i din madlavning**

Sort hvidløg kan ligesom sit friske modstykke spises enten råt eller tilberedt. Hvis du har hele løg af sorte hvidløg, skal du pille feddene, før du kan bruge dem. Det tager dog langt kortere tid at pille sorte hvidløgsfed end at pille friske hvidløgsfed. Det bør ikke være svært at skille feddene fra deres skind. Når de sorte hvidløg er skrællet, kan de skæres i stykker, hakkes eller moses, før de bruges i en ret, der kræver friske hvidløg.

Husk dog på, at sorte hvidløg ikke har samme skarpe smag som friske hvidløg, hvilket betyder, at smagen let kan blive overdøvet af andre ingredienser. Det er muligt, at du er nødt til at bruge mere sort hvidløg end frisk hvidløg eller bruge det i retter med basal smag for at lade det sorte hvidløgs unikke smag skinne igennem. Det følgende er en liste over nogle af anvendelsesmulighederne for sorte hvidløg:

- - Bland det med krydderier (som mayonnaise!), og tilføj smag til kartoffelsalat eller burgere.
- - Bland det i retter som salsa, spaghettisauce, supper og gryderetter ved at røre det i.
- - Drys det på pizzaer og fladbrød for at give dem lidt smag.
- - Det kan også med fordel bruges i utraditionelle søde sager som f.eks. is og brownies.

Måske kan du bedre lide smagen af sort hvidløg end rå hvidløg.

## 2. Kapitel

## Det sorte hvidløgs mystiske historie

Omkring år 2008 fik det sorte hvidløg sit øjeblik i rampelyset. På et øjeblik spredte det sig til alle verdens mest prestigefyldte spisesteder, og kokke konkurrerede med hinanden om at skabe den ret med sort hvidløg, der ville toppe dem alle. Men hvor kom det i det hele taget fra? Det sorte hvidløgs historie er uklar, og der er et par forskellige hypoteser om, hvor det kan være kommet fra. I 2009 hævdede en hvidløgsfarmer i Storbritannien, at han havde skabt sorte hvidløg ved hjælp af en 4.000 år gammel opskrift, som stammede fra Korea. Mere nutidige beretninger placerer fænomenets begyndelse i begyndelsen af det 20. århundrede[4].

Nogle familier i Japan og Korea hævder, at deres forfædre har dyrket og brugt sorte hvidløg i hundredvis af år, hvilket er en anden teori. Det er sandsynligt, at alle disse forklaringer på det sorte hvidløgs oprindelse er plausible, og at det sorte hvidløg i stedet blot er blevet „genopdaget" uafhængigt af hinanden adskillige gange i løbet af historien. I ayurveda er det en udbredt misforståelse, at hvidløg og løg er forbudt. Oprindelsen til denne misforståelse er ukendt. Vær ikke bange, og spis dig mæt, mens du høster de mange fordele for dit helbred!

Der er to hovedhistorier om oprindelsen af sorte hvidløg, en gammel og en moderne, der er så forskellige fra hinanden, som det er menneskeligt muligt. Du kommer til at høre begge historier, og så vil vi lade dig vælge, hvilken du mener, der er mest sandsynlig.

**Mark Botwright**

En britisk landmand ved navn Mark Botwright var interesseret i at finde ud af, hvordan han kunne opbevare de 900.000 hvidløgsløg, som han dyrkede, så de kunne bruges hele året rundt. Pludselig falder han over en gammel koreansk opskrift på sorte hvidløg, som går 4.000 år tilbage i tiden. Løgene skal udsættes for „varme og fugt i mere end en måned" som en del af denne proces. Han anvender processen på sine løg, og „Voila", han finder sorte hvidløg, og han bliver straks betaget af hvidløgets silkebløde, søde smag. Han arbejder derefter på at forfine sin metode og holder sin opdagelse som en velbevaret hemmelighed og går så langt som til at undgå at afsløre den oprindelige gamle kilde til sit fund.

## Scott Kim

I 2004 bygger og patenterer den koreanske opfinder Scott Kim en maskine, der kan producere sorte hvidløg. Hans „maskine opbevarer løgene i tre uger, hvor den kontrollerede varme og fugtighed trækker det naturlige sukker ud og gør feddene sorte." Løgene forbliver på køleristen i endnu en uge, før de pakkes. I 2008 var hans firma, Black Garlic Inc, begyndt at fremstille løgene i stor skala og markedsføre dem. Samtidig med at det mystiske sorte hvidløg, som netop var blevet betegnet som en „superfood", gik sin sejrsgang over hele kloden, blev der også fremsat mange hypoteser om dets oprindelse. Kim holdt fast i sin påstand og sagde: „I modsætning til, hvad I måske er blevet forledt til at tro, er sort hvidløg ikke en gammel koreansk spise... Jeg er opfinderen af det, og min eksklusive teknik er beskyttet af tre patenter."

Du er nu bekendt med de to primære hypoteser, men det er kun begyndelsen på den fascinerende kompleksitet, der ligger forude. Der er flere historier, som ikke er så kendte, og som hævder, at den opstod i Japan for et par århundreder siden. I endnu en beretning hævder en koreansk familie i Toronto, at de har fermenteret sorte hvidløg i lerkrukker i mere end et århundrede. Familien hævder, at de har gjort det i generationer. [5] At det virkelig smager godt, er ikke et mysterium, på trods af at ingen har haft held til at finde sandheden om det (eller, hvis de har, tøver de med at fortælle den).

## Det sorte hvidløgs kulturelle begyndelse

Derudover har sorte hvidløg en stor kulturel vægt og betydning. Mange mener, at Korea var det land, der var ansvarlig for den første udbredelse, selv om dens rødder er på det asiatiske kontinent. Koreanerne anså sort hvidløg for at være et effektivt helbredsmiddel, og de brugte det til at kurere en lang række tilstande, ud over at bruge det til at forbedre deres fysiske kraft og vitalitet. Efterhånden som dets ry voksede, begyndte sorte hvidløg at dukke op på markeder over hele verden, inklusive Kina, Vietnam og Thailand. Den gamle metode til at fremstille sorte hvidløg bestod i at lægge hvidløgsfeddene i lertøjs- eller keramikbeholdere, låse lågene og opbevare dem på et koldt, tørt sted i mange måneder. Det gav hvidløgene mulighed for at fermentere af sig selv. Der er en række kulturelle overbevisninger forbundet med sort hvidløg. I Korea troede man, at hvis man gav det traditionelle sorte hvidløg med seks fed til kvinder, ville det give dem overnaturlige kræfter og endda udødelighed. I den taoistiske mytologi, som blev praktiseret i nogle samfund i Vietnam og Thailand, folk troede, at processen med at ændre en taoists DNA krævede brug af seks fed hvidløg. Det var en forestilling, som visse grupper fastholdt. Ved at koncentrere og forstærke deres vitale kraft, mente man, at det ville give dem udødelighed.

Derfor er sort hvidløg gennem historien og civilisationen blevet betragtet som en superfood, da det siges at indeholde en række egenskaber og fordele, der er gavnlige for ens helbred. Og den påstand ser ud til at være berettiget selv i dag, da et stigende antal undersøgelser og studier tyder på, at sort hvidløg faktisk er en superfood[5].

## Produktion af sorte hvidløg - Maillard-reaktionen eller fermentering

Fermentering bruges ofte til at beskrive den proces, hvorved sorte hvidløg produceres, men der er ingen reel fermentering, der finder sted under produktionen af sorte hvidløg.

## Hvad er fermentering?

Mikroorganismer som bakterier eller gær er ansvarlige for omdannelsen af et stof til et andet under fermenteringsprocessen. De normalt skarpe enzymer, der findes i hvide hvidløg, nedbrydes under den ældningsproces, der producerer sorte hvidløg, som finder sted i et miljø, der er varmt og fugtigt. I modsætning til de mere umiddelbare Maillard-reaktioner, såsom at riste en skumfidus, tager nedbrydningen af hvidløget lang tid, præcis som mange fermenterede processer. Det adskiller det fra disse processer.

## Maillard-reaktion

En kemisk proces kendt som Maillard-reaktionen er ansvarlig for omdannelsen af rå hvidløg til den karakteristiske mørke farve. Spørgsmålet er nu, hvad Maillard-reaktionen helt præcist er? I kemiens verden refererer udtrykket „Maillard-reaktion" til den kemiske reaktion, der finder sted mellem aminosyrer og sukkerarter under påvirkning af varme. Denne proces får maden til at blive brun og giver den en ny smag, farve og aroma. Sukker er et andet stof, der ofte findes i fødevarer, ligesom det er tilfældet med aminosyrer, som er en slags protein. Under Maillard-reaktionen bliver de aminosyrer og sukkerarter, der findes i maden, omorganiseret på en sådan måde, at de reflekterer lys på en bestemt måde. Det er det, der giver måltidet dets karakteristiske brune farve og tekstur. Maillard-reaktionen giver ikke kun maden dens karakteristiske brune farve, men giver den også smag og duft på samme tid. Når man steger, rister eller på anden måde tilbereder maden på en måde, der genererer varme, finder Maillard-reaktionen sted, hvilket resulterer i dannelsen af adskillige molekyler, der giver det færdige produkt dets karakteristiske duft. Maillard-reaktionen er ikke noget, der kun sker i nogle få udvalgte fødevarer, når de bliver tilberedt; den sker i næsten alle fødevarer, når de bliver tilberedt. Selv om smagen og duften kan være forskellig fra den ene fødevare til den anden, kan farven være den samme. Varme, fugt og tid er de tre afgørende forudsætninger for, at en Maillard-reaktion kan finde sted. Maillard-reaktionen finder sted i produktionen af sorte hvidløg, fordi det sker ved en lidt høj temperatur, med fugt og over en lang periode. Derfor kan sorte hvidløg ikke produceres uden Maillard-processen, og derfor ville de fødevarer, som vi nyder at spise i dag, mangle deres karakteristiske smag og duft, hvis Maillard-reaktionen ikke havde fundet sted[6].

## Hvad er det helt præcist?

Efter at have studeret emnet er jeg kommet til den konklusion, at Maillard-reaktionen, som er den primære kemiske reaktion, der finder sted i dette scenarie, er ansvarlig for brunfarvningen af det sorte hvidløg. Jeg er usikker på, om man også kan sige, at det har gennemgået en fermenteringsproces på samme tid.

Det kommer sandsynligvis til at handle om, hvorvidt der er nogen mikroorganismer involveret i nedbrydningsprocessen. Ifølge en anden teori, jeg er stødt på, er de temperaturer, der kræves for at fremstille sorte hvidløg, angiveligt for høje til, at en ægte fermenteringsproces kan finde sted. Det er muligt, at det, vi er vidne til, er en enzymatisk nedbrydning, der sker på samme tid som Maillard-processen. I det mindste minder processen meget om en fermenteringsproces, men det er sandsynligvis slet ikke en fermentering.

## 3. Kapitel

## Bemærkelsesværdige sundhedsmæssige fordele forbundet med sort hvidløg

De sundhedsmæssige fordele ved sort hvidløg er mange og kan endda overstige fordelene ved rå hvidløg. I dette kapitel ser vi på nogle af de mulige sundhedsmæssige fordele, som sort hvidløg kan tilbyde. Sort hvidløg er en harmløs fødevare, der kan bruges på samme måde som frisk hvidløg; ikke desto mindre har FDA ikke godkendt brugen af det inden for det medicinske område, og der er en generel mangel på pålidelige kliniske studier. Rådfør dig med din læge, før du begynder at tage tilskud af sort hvidløg. Der er ingen beviser fra kliniske forsøg, der understøtter brugen af sort hvidløg til behandling af nogen af de sygdomme, der er beskrevet i dette afsnit. Det følgende er data fra den tidligere forskning, der blev udført på dyr og cellebaserede systemer, som burde være retningsgivende for fremtidige undersøgelser. Den forskning, der er beskrevet nedenfor, bør dog ikke tages som bevis for, at nogen af de sundhedsmæssige fordele, der hævdes, er sande.

## Indeholder flere antioxidanter

Fermenteringsproceduren resulterer i, at sort hvidløg har en meget højere koncentration af antioxidanter end rå hvidløg. Det skyldes, at når sort hvidløg fermenteres, omdannes molekylet allicin, som er ansvarlig for den stærke lugt, der frigives, når hvidløget knuses, til antioxidante kemikalier som alkaloider og flavonoider. Allicin omdannes til en række forskellige kemikalier i løbet af den proces, der forvandler hvidløg til sort hvidløg[7].

Der er flere forskellige antioxidanter i sort hvidløg:

- - Amadori- og Heyns-forbindelser: Det er de kemikalier, der dannes som et resultat af Maillard-processen. Stærke antioxidanter kendt som Amadori/Heyns forbindelser kan findes i sort hvidløg, som i sammenligning med frisk hvidløg har alt fra 40 til 100 gange flere af disse forbindelser.

- • - 5-hydroxymethylfurfural: Det er en antiinflammatorisk forbindelse, der også fungerer som en antioxidant. Dets navn kommer fra dets kemiske struktur. Fordi 5-HMF produceres under fermenteringsprocessen ved høje temperaturer, indeholder sorte hvidløg en meget større koncentration af denne sunde komponent sammenlignet med hvide hvidløg.

- • - Organiske svovlforbindelser: Diallylsulfid, diallyldisulfid, diallyltrisulfid og diallyl
- • trisulfid og diallyl tetrasulfid.

- • - Pyruvat: Det er et vigtigt kemikalie i sort hvidløg, der fungerer som både antioxidant og antiinflammatorisk. Nitrogenoxid og prostaglandin E2, som begge forlænger og forværrer inflammation, bliver begge reduceret som følge af dette.

- • - S-allylcystein
- • - Tetrahydro-β-carboliner
- • - N-fructosyl-glutamat
- • - N-fructosyl-arginin (NFA)
- • - Allixin
- • - Selen
- • - N-alfa-(1-deoxy-d-fructose-1-yl)

- •   - L-arginin
- •   - Flavonoider, polyphenoler og andre alkaloider

Derudover indeholder sort hvidløg nitrogenoxid, som forskning har vist har en kraftig anticancer- og antiviral effekt. Derudover har det et antiinflammatorisk kemikalie kendt som 2-linoleoyl-glycerol. Prostaglandin E2 og cytokiner, som er vigtige for at fremme og signalere den inflammatoriske reaktion, gør processen med celledød mere langvarig og forværrer den, sammen med hævelse og andre ubehagelige symptomer på allergi, infektion eller anden sygdom, reduceres til lavere niveauer som følge heraf.

## Mekanismen for at arbejde

Hvidløg er fyldt med hydrogen-svovl-donerende kemikalier, som er afgørende for udviklingen af dets antioxidante virkninger. Disse forbindelser kan findes i ekstremt høje koncentrationer i hvidløg. Hvidløg har en ustabil komponent kendt som allicin. Denne komponent kan omdannes til organiske svovlforbindelser, som ikke kun er mere stabile, men også har evnen til at donere hydrogen og svovl.

Forbindelser, der donerer hydrogen og svovl, er meget nødvendige for antioxidantvirkninger, da det aktiverer Nfr-2-faktoren. Når Nfr-2-faktorer binder sig til antioxidantresponselementer, medfører det frigivelse af en række forskellige enzymer:

- - Heme oxygenase-1
- - Superoxid-dismutase
- - Katalase
- - Kinon-oxidoreduktase-1
- - Glutathion S-transferase

Alle disse enzymer er vigtige, fordi de kan blive til effektive antioxidanter, der ændrer potentielt skadelige ilt- og nitrogenatomer til tilstande, hvor de ikke kan kombinere sig med hinanden og forårsage store skader på celler i menneskekroppen. Antioxidantpotentialet i sort hvidløg kan i høj grad tilskrives organiske svovlforbindelser, der produceres fra allicin. Antioxidanter er molekyler, der hjælper med at beskytte dine celler mod oxidative skader, som, hvis de ikke kontrolleres, kan føre til en række lidelser. Størstedelen af de antioxidanter, som mennesker indtager, kommer fra vegetabilske fødevarer, herunder hvidløg. Ifølge resultaterne af en undersøgelse, der blev offentliggjort i 2014, steg niveauet af den samlede antioxidantaktivitet dramatisk i ældede sorte hvidløg. Ifølge resultaterne af den samme forskning toppede hvidløgets antioxidantniveau efter 21 dages fermentering.

## Regulerer blodsukkeret

Folk, der har diabetes og højt blodsukker, har en øget risiko for alvorlige helbredsproblemer, hvoraf nogle omfatter nyreskader, infektioner og hjertesygdomme. Et ekstrakt af sort hvidløg blev givet til rotter i en undersøgelse, der blev udført i 2019, og rotterne blev fodret med en kost, der var rig på fedt og sukker. De rotter, der blev behandlet med ekstrakt af sort hvidløg, udviste metaboliske forbedringer såsom sænket kolesterol, nedsat inflammation og regulering af appetitten[8].

En tidligere undersøgelse udført i 2009 på diabetiske rotter indikerede, at de antioxidante egenskaber ved sort hvidløg kan hjælpe med at beskytte mod de problemer, der ofte er resultatet af forhøjet blodsukker. I endnu et forsøg fra 2019 gav forskerne rotter en kost, der var meget fedtholdig. Sammenlignet med rotter, der ikke spiste det, havde rotter, der indtog sort hvidløg, meget lavere niveauer af glukose og insulin i blodet end dem, der ikke indtog det.

Det er vigtigt at huske på, at nogle af disse resultater stammer fra forskning udført på dyr, og at der stadig er behov for mere forskning i effekten af sort hvidløg på diabetes og blodsukkerniveauet hos mennesker.

## Sænker sandsynligheden for at udvikle hjertesygdomme

Flere undersøgelser viste, at sort hvidløg hjalp mennesker med let forhøjede kolesterolniveauer med at opnå sundere kolesterolniveauer. I et forsøg på mennesker, der varede i 12 uger og brugte placebo, fik 30 deltagere 6 gram sort hvidløg før hvert måltid i hele forsøgsperioden. Ved afslutningen af forskningsprojektet viste det sig, at niveauet af HDL-kolesterol, også kendt som det „gode" kolesterol, var steget sammenlignet med placebogruppen. På den anden side var der et lille fald i LDL, også kendt som det „dårlige kolesterol".

På grund af sin høje koncentration af organiske svovlforbindelser har sort hvidløg også evnen til at afslappe blodkarrene, hvilket resulterer i en reduktion af blodtrykket. Patienter med forhøjet blodtryk tog enten to eller fire sorte hvidløgsfed hver dag i løbet af forsøget, som varede i tolv uger. Det resulterede i en samlet reduktion på 11,8 mm Hg i deres blodtryk[9].

I endnu et dyreforsøg opdagede forskerne, at hvis man gav rotter en fedtholdig kost, steg deres samlede fedtindhold i blodet, triglycerider og kolesterol. Sort hvidløgsekstrakt hjalp med at sænke disse niveauer. Tilstedeværelsen af disse forhøjede niveauer er ofte tegn på en øget risiko for hjerte-kar-sygdomme.

I en undersøgelse fik personer med koronar hjertesygdom 20 gram sort hvidløgsekstrakt en gang om dagen i en periode på seks måneder. Sammenlignet med dem, der tog placebo, havde de personer, der indtog det, højere niveauer af antioxidanter i kroppen og bedre tegn på, hvor godt deres hjerter fungerede.

Det er muligt, at sorte hvidløg i din kost kan hjælpe dig med at bevare eller forbedre din kardiovaskulære sundhed, men der er behov for yderligere forskning på mennesker for bedre at forstå den indvirkning, som sorte hvidløgstilskud har på hjertet.

**Der er ikke nok beviser til at understøtte**

De følgende påståede fordele er kun underbygget af et lille antal kliniske undersøgelser, som er af dårlig kvalitet. Der er ikke tilstrækkelig evidens til at understøtte brugen af sort hvidløg til nogen af de formål, der er angivet her. Rådfør dig altid med en læge, før du bruger sort hvidløg, og du bør under ingen omstændigheder bruge det i stedet for noget, din læge har anbefalet eller ordineret.

## Bekæmper betændelse

I forsøg udført på både mennesker og dyr har sort hvidløg vist sig at reducere virkningerne af blodpropper, der skyldes blodpladeaggregering. En antioxidant kaldet 5-HMF, som findes i sort hvidløg, blev brugt i forskning på menneskeceller, og det blev observeret, at den hæmmede aktiveringen af nuklear faktor kappa B (NF-B). Dette molekyle er ansvarligt for at regulere produktionen af cytokiner, som hjælper TNF-stimulerede celler med at forblive aktive i længere tid.

Celler, der er blevet trigget af TNF-, bidrager til den inflammatoriske respons, som øger blodgennemstrømningen, hævelsen og antallet af forsvarsceller, der tiltrækkes til stedet. Derudover blev antallet af proteiner, der forbinder celler og forårsager blodpropper, reduceret. Antallet af celler, der er ansvarlige for inflammation og skader på celler, blev også reduceret[10].

I en test med makrofager, som er immunceller, fandt forskerne, at sort hvidløg var i stand til at reducere syntesen af nitrogenoxid, TNF- og prostaglandin E2, som alle er væsentlige bidragydere til inflammatoriske reaktioner. Det kunne opnås ved at sænke niveauet af en række forskellige proteiner og enzymer, især NO-syntase, TNF- og cyclooxygenase-2-protein.

I en undersøgelse med mus fandt forskerne, at når dyrene fik 120 mg/kg sort hvidløg, blev deres blodniveauer af cytokinerne TNF- og IL-6 reduceret. For at fastslå, hvilken funktion sort hvidløg eventuelt har i forhold til at reducere inflammation hos mennesker, vil det være nødvendigt med større og mere grundige kliniske forsøg. Indtil videre kan vi kun sige, at det ikke gør nogen skade at inkludere sorte hvidløg i en ellers sund kost.

**Giver forsvar mod allergier**

Antistoffer kaldet immunoglobulin E (IgE) og mastceller er knyttet til udviklingen af allergier. Begge disse faktorer bidrager til at fremme kronisk inflammation. For at være mere specifik, så igangsættes en type I allergisk reaktion, når IgEreceptoren, som findes på overfladen af immuncellernes apikale membran, aktiveres.

En reduktion i niveauerne af inflammatoriske enzymer (-hexosaminidase og TNF-) blev set i et celleeksperiment, hvor sort hvidløg blev administreret i en koncentration på 2 mg/mL. På grund af dette blev en allergisk reaktion undgået. I et andet celleforsøg hæmmede brugen af sort hvidløg i en koncentration på 50 g/mL vigtige allergifremkaldende molekyler (prostaglandin E2, leukotrien B4 og cyclooxygenase-2) og forhindrede signalering (phosphorylering af Syk, phospholipase A2 og 5-lipoxygenase), der kan føre til, at celler angribes af immunsystemets celler, der kaldes makrofager.

Mus, der fik sort hvidløg, havde en reduceret allergisk reaktion, som kunne ses på deres hud. Forskning på dyr og celler tyder på, at sort hvidløg kan reducere markørerne for allergi og forhindre allergiske reaktioner; der er dog ikke foretaget nogen undersøgelser på mennesker på nuværende tidspunkt[11].

## Vender leverskader

Der er noget, der tyder på, at sort hvidløg kan hjælpe med at beskytte leveren mod de skader, der kan forårsages af leverens kontinuerlige udsættelse for giftstoffer, stoffer, alkohol og infektioner. Ifølge forskning udført på rotter har sort hvidløg vist sig at have en forebyggende effekt i tilfælde af leverskader, så man undgår fremtidige leverskader.

Derudover er der noget, der tyder på, at sort hvidløg kan være gavnligt i behandlingen af kroniske sygdomme. For eksempel viste et dyreforsøg, at sort hvidløg forbedrede leverfunktionen i tilfælde af vedvarende alkoholinduceret leverskade. Dette skyldtes sandsynligvis de sorte hvidløgs antioxidant-aktivitet. I et andet forsøg fik rotter med beskadigede levere ældede sorte hvidløg, som viste sig at sænke niveauerne af ALT og AST, to stoffer i blodet, som er forhøjede, når der er leverskader.

På grund af det højere niveau af et kemikalie kendt som CYP2E1 i sort hvidløg, blev leverens normale aktivitet og metaboliske hastighed også hævet. Derudover var det sorte hvidløg i stand til at reducere mængden af fedt i leveren og genskabe en sund balance i levercellernes diameter[12].

## Hjælper med at styre vægten

Ifølge forskning kan sort hvidløg reducere kropsvægten betydeligt, antallet af adipocytvæv og mængden af fedt fordelt i maven.

Så hvordan kan sort hvidløg helt præcist bekæmpe de ekstra kilo? Forskere mener, at det eliminerer fedtceller ved at stoppe udviklingen af nye fedtceller. Som et resultat bremses den proces, hvor koncentreret fedt omdannes til fedtceller. Derefter nedbryder den dem og omdanner dem til energi, hvilket betyder, at du er mindre tilbøjelig til at tage på i vægt, når du inkluderer dem i din kost.

En undersøgelse foretaget på rotter viste, at sort hvidløg reducerede kropsvægten betydeligt, såvel som mavefedt og mængden af fedtceller (adipocytter). Desuden blev niveauerne af triglycerider og LDL (det „dårlige" kolesterol) reduceret, mens niveauerne af HDL (det „gode" kolesterol) blev hævet.

## Øger modstandsdygtigheden over for infektioner

De antiinflammatoriske egenskaber ved antioxidanterne i sort hvidløg gør det til en nyttig fødevare til at booste immunforsvaret. Antioxidanter går ind i kampen mod frie radikaler og beskytter mod oxidativt stress, som kan skade cellerne. Hvis dit immunsystem er stærkt, vil det være i stand til at forsvare din krop mod skadelige bakterier og sygdomme mere effektivt[13].

## Hæmmer væksten af kræftceller

Ifølge forskningsresultater kan sort hvidløg være effektivt til at hæmme væksten af kræftceller. Sort hvidløgsekstrakt viste sig at have højere niveauer af immunstimulerende, antioxidative og kræfthæmmende virkninger end rå hvidløgsekstrakt i en undersøgelse, der blev udført i reagensglas ved hjælp af blod fra 21 deltagere. Inden for tre dage observerede forskerne, at den sorte hvidløgsekstraktopløsning var giftig for kræftceller i lunge, bryst, mave og lever.

Forskerne ser på muligheden for, at nogle af de aktive kemikalier i sort hvidløg kan hæmme væksten af kræftceller. Det er en forholdsvis foreløbig undersøgelse, som kun er udført på celler, og derfor kan man ikke konkludere noget specifikt om, hvilken indflydelse sort hvidløg har på kræft hos rigtige dyr eller mennesker. Et stort antal kemikalier viser „anti-cancer" handlinger i celler, men disse virkninger kan ikke ses i levende systemer.

Direkte eksponering for sort hvidløg hæmmer produktionen af kræftfremkaldende signalmolekyler kendt som JNK og p38MAPK i nogle kræftceller. Disse molekyler spiller en vigtig rolle i udviklingen af kræft. Kræftceller som A549-lungekræftcellen, HepG2-leverkræftcellen og MCF-7-brystkræftcellen er et par eksempler på denne type. Der forskes lige nu i sort hvidløg og de aktive kemikalier, det indeholder, inden for følgende områder[14]:

- - Leukæmi
- - Mavekræft
- - Kræft i tyktarmen
- - Kræft i livmoderen

Ifølge resultaterne af en undersøgelse kan det være med til at hæmme udviklingen af kræftceller i tyktarmen. Forbindelser, der findes i gamle sorte hvidløg, har evnen til at modvirke kroppens produktion af skadelige frie radikaler. Denne egenskab er med til at begrænse spredningen af kræftceller i kroppen og kan også være med til at forhindre kræft i at sprede sig til andre dele af kroppen. På nuværende tidspunkt er der ikke engang i nærheden af tilstrækkelige data til at understøtte brugen af sort hvidløg til forebyggelse eller behandling af kræft; ikke desto mindre udføres der løbende celleforskning.

## Mavesår og kræft

Patienter, der lider af mavekræft, kan opleve celledød ved indtagelse af store mængder sort hvidløg.

En kræftbehandling med sort hvidløg viste sig i en undersøgelse at reducere væksten af mavetumorer hos mus. Derudover fremmer det syntesen af to essentielle enzymer, som begge arbejder for at beskytte mod oxidativ skade forårsaget af ondartede celler[15].

## Reducerer hukommelsestab

Der er noget, der tyder på, at sort hvidløg kan hjælpe med at reducere inflammation, som med tiden kan forårsage hukommelsestab og en forringelse af hjernefunktionen. Ophobningen af et proteinmolekyle kendt som beta-amyloid menes af forskere at være den grundlæggende årsag til betændelse i hjernen, hvilket igen øger sandsynligheden for at udvikle Alzheimers sygdom.

Ifølge resultaterne af en undersøgelse udført på rotter, har sort hvidløg potentiale til at mindske hjernebetændelse forårsaget af beta-amyloid og endda øge korttidshukommelsen. I en anden af deres undersøgelser udsatte forskerne rotternes hjerner for oxidativt stress. Ved at give rotterne sort hvidløgsekstrakt kunne forskerne forhindre oxidativ stress i at føre til hukommelsessvigt. Antioxidanten 5-HMF, som findes i sort hvidløg, er ansvarlig for deaktiveringen af den proteinkæde, der kaldes nuklear faktor kappa B. Hvis denne proteinkæde aktiveres over sit normale niveau, kan det resultere i inflammatoriske lidelser, autoimmune sygdomme og endda malignitet. Sort hvidløg har evnen til at minimere risikoen for forskellige sygdomme, da det hæmmer den kæde, der forårsager dem.

Derudover er proteinkæden ansvarlig for udskillelsen af cytokiner, som er proteiner, der regulerer immunresponser og har potentiale til at øge smerte og igangsætte hjerneinflammation. Cytokiner er også involveret i tilstande som astma, åreforkalkning og gigt. Ved at hæmme virkningen af den nukleare faktor kappa B er sort hvidløg i stand til at undertrykke cytokinaktiviteten.

Ifølge resultaterne af en undersøgelse, der blev udført på makrofager, som er en slags immunceller, kan sort hvidløg mindske inflammation ved at sænke produktionen af nitrogenoxid (NO) og celler, der er ansvarlige for at udløse inflammation. Derudover hæmmer det aktiviteten af proteiner og enzymer, der er nødvendige for produktionen af nitrogenoxid og inflammatoriske celler. Dette resulterer igen i færre makrofager, som er en primær bidragyder til den vævsskade, der er forbundet med vedvarende inflammation[16].

## MSG og hjernecellerne

Du er uden tvivl bekendt med det krydderi, der kaldes MSG (mononatriumglutamat). I rotters hjerneceller forårsagede mononatriumglutamat (MSG) skader på Purkinje-cellerne i lillehjernen og hippocampus, men MSG's indvirkning på mennesker er ukendt.

Både lillehjernen og hippocampus er vigtige komponenter i hjernen på grund af deres respektive roller i reguleringen af muskelkoordination og vedligeholdelsen af langtidshukommelser. Ekstrakt fra sort hvidløg var i stand til at hjælpe med at reducere mængden af skader, som MSG forårsagede på Purkinje-celler hos rotter[17].

Betydningen af denne forskning på rotter med sort hvidløg er uklar, især på grund af debatten omkring mononatriumglutamat (MSG), som i flere undersøgelser har vist sig slet ikke at have nogen negative effekter. Det er nødvendigt at udføre tests på mennesker.

# 4. Kapitel

## Produktion af sorte hvidløg

At lave sine egne sorte hvidløg derhjemme er en enkel proces, der resulterer i en lækker specialingrediens. I dette kapitel guider jeg dig gennem processen med at lave sorte hvidløg derhjemme ved hjælp af en Instant Pot, slow cooker, riskoger eller food fermenter[4], og giver dig nogle forslag til, hvad du kan gøre med de fermenterede hvidløg, du laver derhjemme. Følgende ting er nødvendige for at lave sorte hvidløg derhjemme:

- - Friske hvidløgshoveder (hele)

- - Plastikindpakning

- - Aluminiumsfolie

- - En riskoger, en instant pot, en slow cooker, en fermenter eller en proofer

- - Et sted i huset, der kan lukkes af, f.eks. en garage eller et overdækket udendørs område.

- - Tålmodighed. Denne procedure kan vare fra tre uger til to måneder, da det ikke er en hurtig procedure.

## Etablering af et område til tilberedning af hvidløg

Et godt ventileret sted udenfor (der er beskyttet mod vejret), en garage eller et separat rum, der kan lukkes af fra resten af hjemmet, er alle gode muligheder for at placere din Instant Pot, slow cooker, riskoger eller madfermenter.

Hvorfor det? Lugten af hvidløg er ret skarp, især i de tidlige stadier af tilberedningsprocessen, og den bliver ved med at være der i mindst en uge, hvis ikke længere. Hvis du virkelig er følsom over for stærke lugte, anbefales det, at du opstiller dit udstyr enten udendørs eller i en garage, der har tilstrækkelig ventilation.

Tilberedningen af sorte hvidløg er ret enkel; alt, hvad der kræves, er lidt tid og udholdenhed. Fordi det er en så tidskrævende procedure, anbefaler jeg på det kraftigste, at du laver en stor mængde. På den måde kan du have nok til dig selv og/eller give det som gave til alle dine kulinariske venner og familie.

## Sådan laver du sorte hvidløg i en Instant Pot

- 1. Pak hvert frisk hvidløgsløg ind i plastfolie.

- 2. Dæk derefter løgene med stanniol i to separate lag.

- 3. Løft hvidløgene op, så de ikke rører bunden af Instant Pot, ved at sætte en rist ind i gryden.

- 4. Læg hvidløgsfeddene, der er pakket ind i folie, i Instant Pot, og dæk det med låget.

- 5. Skift temperaturindstillingen til „varm".

- 6. Før du begynder, skal du sørge for, at timeren er indstillet til den maksimale tid (99:59, som står for 99 timer og 59 minutter). Da Instant Pot slukker hver 4. dag, skal du huske at nulstille den til den varme indstilling, hver gang uret løber ud.

- 7. Tag et kig i kalenderen, og marker en dato, der ligger tre uger ude i fremtiden. Når du når det punkt, skal du begynde at inspicere hvidløgshovederne.

## Sådan overvåger du processen

- - Efter cirka en måned eller mindst tre uger bør du begynde at kontrollere hvidløgets udvikling ved at bruge det samme løg som din „officielle tester".

- - Fjern indpakningen, og tag et af hvidløgsfeddene ud. Tag det tynde af, for at evaluere situationen.

- - Pak løget ind igen, og læg det tilbage i Instant Pot i en uge mere, hvis det endnu ikke har fået en mørkere karamelfarve og stadig er fast.

- - Fortsæt med at undersøge hvidløget en gang om ugen; det kan tage alt fra tre til fem uger, før du har et mørkt, sort hvidløg, der er glat og klæbrigt at røre ved.

## Lav sorte hvidløg i en slow cooker eller riskoger

Metoden til at tilberede det i en slow cooker eller endda en riskoger er identisk med den til at tilberede det i en Instant Pot. Hvidløgene skal pakkes enkeltvis ind i plastfolie og derefter i to lag folie. Derefter skal der placeres en rist på gulvet i beholderen for at forhindre, at hvidløgene ligger direkte på bunden, og temperaturen skal justeres til „varm".

Efter ca. tre uger bør du begynde at teste hvidløgene for at se, om de er klar. Hvis det ikke er blevet sort og blødt efter tre uger, skal du pakke det ind igen og give det en uge mere. Hvidløg kan godt være „kogt", selv efter at de er blevet helt sorte.     Fordi allium mister vand under fermenteringen, bliver smagen mere koncentreret, efterhånden som processen fortsætter.

Fordele: Det er populære apparater, og mange af os har dem allerede i vores hjem. Derfor er der ingen grund til at købe et nyt apparat, som både vil koste dig penge og optage plads i dit hus.

Ulemper: Under processen har den en tendens til at forbruge mere strøm, hvilket gør den mindre omkostningseffektiv over tid. Det gælder især, hvis du bor i et område, hvor elektricitet er dyrt. Da din slow cooker eller riskoger vil være i brug i en længere periode, vil du ikke kunne bruge den til andre retter i den periode.

Før du investerer i noget andet, kan det være klogt at prøve at lave sorte hvidløg i en slow cooker eller riskoger først, hvis du allerede ejer et af disse apparater, for at afprøve teknikken og lave sorte hvidløg på en meget sjælden basis.

## Lav sorte hvidløg i en fødevarefermenter

Vil du gerne forkorte fermenteringstiden med et par uger? Så prøv en fermenter. Dette apparat har potentiale til at halvere den tid, det tager at producere det sorte guld. Disse apparater har en lidt høj pris, men du kan bruge dem til at lave alt fra yoghurt til søde ris ved hjælp af kun ét apparat.

Efterhånden som brugen af sorte hvidløg bliver mere udbredt, søger et stigende antal personer metoder, der ikke kun er enkle, men også risikofrie og økonomiske. Derfor bør det ikke komme som den store overraskelse, at flere andre slags „fermentorer" til sort hvidløg også har fundet vej til butikshylderne.

Black garlic fermenters er små køkkenredskaber, der ligner riskogere, men deres primære funktion er at lette den hurtige og enkle produktion af sorte hvidløg derhjemme.

**Fordele:** De har også en tendens til at fungere til relativt lave omkostninger. Black Garlic Fermenter anslås at bruge 2,16 kW om dagen, hvilket ikke er en forfærdelig mængde strøm, når man tænker på, at den samtidig kan producere 20-30 hvidløgshoveder.

**Ulemper:** Denne køkkenmaskine er egentlig ikke beregnet til andet end at forvandle almindelige hvidløg til sorte hvidløg, da det er dens eneste formål. Hvis du ikke tilbereder sorte hvidløg regelmæssigt, kan det være spild af penge og unødvendig plads at købe den og opbevare den.

## Sådan laver du sorte hvidløg i en proofer

En proofer er en særlig form for lille kammer, der kan opretholde en given temperatur og fugtighedsniveau i længere tid. Deres anvendelighed er ikke begrænset til den gæringsproces, der finder sted i brøddej. Gærkar er også fremragende til at opretholde de rette temperaturer til forskellige former for gæring. De er perfekte til at producere din egen yoghurt eller sauerkraut i dit eget hjem. Man kan endda bruge en proofer til at temperere chokolade eller som en slow cooker, der gør det muligt at lave mad ved en præcis temperatur. Begge disse anvendelser er mulige på grund af prooferens muligheder for temperaturkontrol.

Det faktum, at du kan bruge dine egne pander i rustfrit stål i den, gør det til en fantastisk mulighed at bruge den som slow cooker. Den traditionelle gryde, der findes i slow cookers, er lavet af rustfrit stål, da det er mere holdbart end keramik og ikke har de samme toksicitetsproblemer, som keramisk glasur har.

Det faktum, at en proofer kun kræver en lille mængde strøm for at opretholde en konstant temperatur, gør den til et ekstremt omkostningseffektivt stykke udstyr at anvende.

**Fordele:** Den gør et fremragende stykke arbejde med at opretholde en konstant temperatur. Derudover kan den foldes sammen til en relativt lille størrelse, så den optager meget mindre plads, når den ikke er i brug.

**Ulemper:** Prisen på selve apparatet kan betragtes som en ulempe. Det er muligt, at du ender med et dyrt apparat, der står bagerst i dit køkken det meste af tiden, hvis du ikke producerer brød eller andre fermenterede fødevarer, ikke bruger det til at lave yoghurt eller tempereret chokolade osv.

## Hvordan opbevarer man bedst sorte hvidløg?

Fordi processen med at lave sorte hvidløg faktisk er en metode til at konservere mad, kan sorte hvidløg opbevares ved stuetemperatur i to til tre måneder eller endda i længere tid. Sort hvidløg skal opbevares et sted, der er koldt, tørt og mørkt, f.eks. i et spisekammer. Det kan opbevares i glas eller endda i små brune madpakker. Det er også muligt at fryse eller nedkøle det. Det kan holde sig i op til tre måneder, når det ikke er skrællet og opbevares i en lufttæt beholder. For at forhindre, at hvidløget bliver tørt og hårdt, skal du sørge for, at beholderen er helt tæt.

- - **I køleskabet:** Du kan opbevare hvidløgsløgene intakte i en lufttæt beholder eller krukke i køleskabet og derefter fjerne og pille feddene, når du har brug for dem. Du kan opbevare dem på denne måde i op til et halvt år.

- **- Fryseren:** Frys hvidløgsfeddene enkeltvis eller hele hvidløgsløget til opbevaring. Du behøver ikke at skille dem ad. De kan opbevares i fryseren i op til et år, hvis de først pakkes omhyggeligt ind i plastfolie og derefter lægges i fryseren. Da det ikke størkner, når det fryses, kan det bruges ret hurtigt efter, at det er taget ud af fryseren.

## Hvad med fødevaresikkerheden?

Er det muligt, at det kan være risikabelt at lave sorte hvidløg derhjemme? For at forhindre udviklingen af botulisme og andre giftstoffer skal temperaturen kontrolleres og overvåges, og pH-niveauerne skal være nøjagtige. Når det kommer til tilberedning af sorte hvidløg, har fødevaresikkerhedsekspert Dr. Brian Nummer, Ph.d., følgende at sige:

„Temperaturen under „fermenteringen" SKAL være på eller over 135 grader Fahrenheit (57 grader Celsius). Risikoen for at blive syg af at indtage fordærvet mad øges, hvis denne temperaturkontrol ikke opretholdes. Ved temperaturer lidt under 57 grader celsius (135 grader Fahrenheit) vil bakterier, der forårsager fødevarebåren sygdom, begynde at sprede sig. Det gælder blandt andet Clostridium perfringens og Clostridium botulinum. Det toksin, der dannes af Clostridium botulinum, er det mest dødelige og kraftfulde toksin, mennesket kender til. På grund af dette anbefales det kraftigt at bruge en temperaturdatalogger. Fermenteringen af sort hvidløg er helt anderledes end fermenteringen af klassiske grøntsager som sauerkraut (kål) eller pickles (agurker). Ved stuetemperatur fermenterer de naturlige (biota) mælkesyrebakterier, der findes i kål og agurker, hurtigt grøntsagssukkeret, når grøntsagerne nedsænkes i saltlage. Denne hurtige fermentering forhindrer patogener som Clostridium botulinum i at udvide deres populationer. Når saltlagen når en surhedsgrad på pH 4,6 eller lavere, er det ikke længere muligt for Clostridium botulinum at vokse. Fermenteringen af sort hvidløg kan resultere i en sur fermentering, men det er ikke garanteret."

Hvis du deler Brians bekymringer, bør du sørge for, at temperaturen er korrekt, eller måske undgå denne gør-det-selv-proces og i stedet købe sorte hvidløg fra en velrenommeret leverandør.

# 5. Kapitel

## Ofte stillede spørgsmål og individuelle sundhedsproblemer om indtagelse af sort hvidløg

**Spørgsmål og svar**

**Er sort hvidløg bedre end hvidt hvidløg?**

Hvilken mulighed, der er bedre end den anden, afhænger af de ting, du ønsker, og det er også meget et spørgsmål om personligt valg. Det er to ret forskellige ting, og afhængigt af dine præferencer kan du vælge den ene frem for den anden. Personligt sætter jeg stor pris på dem begge og ville vælge den ene frem for den anden, afhængigt af hvilken opskrift jeg ville lave.

Der er øjeblikke, hvor man ønsker den stærke og skarpe smag, som rå hvidløg giver. Der er tilfælde, hvor ristet hvidløg er en bedre løsning. Ved andre lejligheder kan den søde og fyldige smag af sort hvidløg fuldstændig ændre et køkkens retning. Sammenlignet med rå, hvide hvidløg er sorte hvidløg nemmere at spise alene. Det er en af de mange fordele ved sorte hvidløg.

Hvis du er ude efter de sundhedsmæssige fordele ved hvidløg, men har svært ved at indtage nok af det, er sort hvidløg ret behageligt at indtage alene og kan hjælpe dig med at nå dine mål. Faktisk indeholder det flere næringsstoffer end rå hvidløg, og du vil måske opdage, at du har lyst til at spise det oftere på grund af den behagelige smag[18].

## Har det en bedre ernæringsprofil end hvide hvidløg?

At spise sorte hvidløg i stedet for rå hvide hvidløg kan give yderligere sundhedsmæssige fordele, ud over at det er mere praktisk at spise. Selvom begge former for hvidløg indeholder allicin, indeholder sort hvidløg meget større mængder S-Ally-Cystein. Denne forbindelse absorberes let af kroppen og menes at være ansvarlig for mange af de sundhedsmæssige fordele, der er forbundet med hvidløg.

Ifølge nogle kilder har sort hvidløg næsten dobbelt så mange antioxidanter som hvidt hvidløg. På den anden side viste forskning, at ekstrakt af sort hvidløg havde et lavere antiinflammatorisk potentiale end hvidt hvidløg.

Derudover kan det hjælpe med at stabilisere blodsukkeret, hjælpe med at beskytte hjertet og muligvis hjælpe med at forebygge kræft. Der er nogle beviser for, at sort hvidløg kan reducere inflammation, og det kan også hjælpe med at styrke dit immunforsvar. Nogle mennesker mener, at det endda kan hjælpe med at tabe sig.

## Hvad er det anbefalede daglige indtag af sort hvidløg?

Ifølge nogle kilder er den anbefalede dosis for generel sundhed og velvære alt fra omkring 2 gram om dagen op til lidt over 10 gram om dagen. Vægten af et fed sort hvidløg ligger i gennemsnit på mellem et og fem gram. Derfor er det højst sandsynligt et rimeligt mål at sigte efter et til to fed hver dag.

## De individuelle bekymringer ved at indtage sort hvidløg

De mange former for hvidløg har hver deres unikke sæt af potentielle bivirkninger. Når de indtages i mad eller drikke, kan sorte hvidløg potentielt have følgende problemer[19]:

- - Dårlig ånde
- - En brændende fornemmelse i munden eller i maven
- - Luft i maven, gasser, kvalme, en ubehagelig kropslugt eller diarré.
- - Overdreven indtagelse kan forårsage blødninger
- - Problemer med vejrtrækningen

Følgende bivirkninger er blevet sat i forbindelse med overdreven topisk brug af sort hvidløg:

- - Skader på huden, der kan sammenlignes med en forbrænding
- - Alvorlig hudirritation

Specifikke sikkerhedsforanstaltninger

- - Graviditet og amning: Hvis du er gravid eller ammer, bør du diskutere indtagelse af sort hvidløg med din sundhedsplejerske på forhånd. Hvis du er gravid, bør du ikke bruge sort hvidløg til topiske applikationer, da det kan forårsage betændelse.

- - Med hensyn til børn: Hvidløg kan sikkert indtages af unge i meget lave doser og kun i en kort periode. Det er ikke sikkert at indtage store doser, og det kan potentielt være dødeligt. Der er dog ikke dokumenteret nogen tilfælde af dødsfald blandt unge, der har indtaget hvidløg i nogen form indtil nu. Det er ikke en god idé at smøre sort hvidløg på dit barns hud, da det kan forårsage skader, der kan sammenlignes med forbrændinger.

- - Blødning: Da hvidløg kan øge risikoen for blødning, bør det undgås af personer, der har tilstande, der får dem til at bløde for meget, som bruger blodfortyndende medicin, eller som er ved at komme sig efter en operation.

- - Diabetes: Et lavere blodsukkerniveau er muligt efter indtagelse af sort hvidløg. Hvidløg har vist sig at sænke blodsukkerniveauet hos diabetikere, og i nogle tilfælde er det endda blevet sat i forbindelse med diabetisk koma. Hvis du har diabetes, bør du først tale med din læge om at tage sorte hvidløg.

- •  - Urolig mave: Sort hvidløg kan fremkalde mave-tarmforstyrrelser; hvis du tidligere har haft mave- eller fordøjelsesproblemer, bør du diskutere indtagelse af sort hvidløg med din læge.
- •  - Nedsat blodtryk: Hvidløg har vist sig at nedsætte blodtrykket. Folk, der har højt blodtryk, kan have gavn af dette på en positiv måde. De, der allerede har lavt blodtryk, kan på den anden side opleve et fald i blodtrykket. Tag ikke sort hvidløg, hvis du tidligere har haft lavt blodtryk.

## Alvorlige bivirkninger

Indtagelse af sort hvidløg som mad er ikke forbundet med nogen alvorlige bivirkninger og betragtes derfor som sikkert. Et meget usædvanligt tilfælde af lungebetændelse er blevet sat i forbindelse med brugen af sorte hvidløg, ifølge en undersøgelse. Det var ikke muligt at afgøre, om der var tale om en forgiftning eller en immunologisk reaktion. Fordi der har været så få omfattende kliniske studier på mennesker, er det umuligt at spekulere i, hvilken indvirkning sort hvidløg vil have på lang sigt. Der vil være et stort behov for yderligere kliniske tests.

## Konklusion

Selvom du nok er mere vant til at spise rå hvidløg, kan det være en virkelig velsmagende tilføjelse at tilføje sort hvidløg til din kost. Dets gelatineagtige konsistens og lidt søde smag passer godt til mange forskellige fødevarer. Hvidløg har den funktion, at det varmer og giver energi til maven, fordøjer maden og renser, hvilket betyder, at det kan hjælpe med at fordrive den forkølelse, der har ligget i maven, og hjælpe med fordøjelsen. Måltider, der er mørke i farven, har potentiale til at styrke nyrerne og øge deres funktion. Ifølge traditionel kinesisk medicin (TCM)[20] er nyrerne ansvarlige for at drive og vedligeholde de fysiologiske aktiviteter i hele kroppen.

Sort hvidløg kan hjælpe med at lette oppustethed i maven, stoppe diarré, reducere hævelse og uddrive toksiner for at behandle bylder og sår i huden. Det kan også hjælpe med at stimulere miltens funktion. Desuden eliminerer det de parasitære orme, der forårsager hudsygdomme. Sort hvidløg er faktisk en næringsrig superfood, så prøv det!

## Ansvarsfraskrivelse: Om indholdet af denne bog

Denne bog giver information om sorte hvidløg med henblik på uddannelse og underholdning. Forfatteren har gjort en rimelig indsats for at sikre nøjagtigheden af de præsenterede oplysninger; forfatteren kan dog ikke holdes ansvarlig for eventuelle fejl eller udeladelser. Oplysningerne i denne bog er ikke tænkt som en erstatning for professionel rådgivning og bør ikke betragtes som medicinsk, ernæringsmæssig eller kulinarisk rådgivning.

Indtagelse og brug af sort hvidløg og dets derivater bør ske under opsyn og konsultation af kvalificerede fagfolk. Hvert individ er unikt og kan reagere forskelligt på visse fødevarer. Læsere rådes til at konsultere en læge, ernæringsekspert eller kvalificeret kok, før de foretager væsentlige ændringer i deres kost eller livsstil, især hvis de har eksisterende medicinske tilstande.

# Hvis du vil se flere bøger af forfatteren, kan du scanne denne QR-kode

# Referencer


1.    Tahir, Z., et al., *Comparative study of nutritional properties and antioxidant activity of raw and fermented (black) garlic.* International Journal of Food Properties, 2022. **25**(1): p. 116-127.

2.    Ryu, J.H. and D. Kang, *Physicochemical properties, biological activity, health benefits, and general limitations of aged black garlic: A review.* Molecules, 2017. **22**(6): p. 919.

3.    Lee, Y.-M., et al., *Antioxidant effect of garlic and aged black garlic in animal model of type 2 diabetes mellitus.* Nutrition research and practice, 2009. **3**(2): p. 156-161.

4.    Kimura, S., et al., *Black garlic: A critical review of its production, bioactivity, and application.* Journal of Food and Drug Analysis, 2017. **25**(1): p. 62-70.

5.    Toledano-Medina, M.A., et al., *Evolution of some physicochemical and antioxidant properties of black garlic whole bulbs and peeled cloves.* Food Chemistry, 2016. **199**: p. 135-139.

6.    Hodge, J.E., *Dehydrated Foods, Chemistry of Browning Reactions in Model Systems.* Journal of Agricultural and Food Chemistry, 1953. **1**(15): p. 928-943.

7.    Lee, Y.-M., et al., *Antioxidant effect of garlic and aged black garlic in animal model of type 2 diabetes mellitus.* Nutr Res Pract, 2009. **3**(2): p. 156-161.

8.    Jung, E.-S., et al., *Reduction of blood lipid parameters by a 12-wk supplementation of aged black garlic: A randomized controlled trial.* Nutrition, 2014. **30**(9): p. 1034-1039.

9.    Jeong, Y.Y., et al., *Comparison of Anti-Oxidant and Anti-Inflammatory Effects between Fresh and Aged Black Garlic Extracts.* Molecules, 2016. **21**(4): p. 430.

10.   Ha, A.W., T. Ying, and W.K. Kim, *The effects of black garlic (Allium satvium) extracts on lipid metabolism in rats fed a high fat diet.* Nutr Res Pract, 2015. **9**(1): p. 30-36.

11.   Itoh, T., et al., *Inhibitory effect of xanthones isolated from the pericarp of Garcinia mangostana L. on rat basophilic leukemia RBL-2H3 cell degranulation.* Bioorganic & Medicinal Chemistry, 2008. **16**(8): p. 4500-4508.

12.   *Hepatoprotective Effect of Aged Black Garlic on Chronic Alcohol-Induced Liver Injury in Rats.* Journal of Medicinal Food, 2011. **14**(7-8): p. 732-738.

13.   Imai, J., et al., *Antioxidant and Radical Scavenging Effects of Aged Garlic Extract and its Constituents.* Planta Med, 1994. **60**(05): p. 417-420.

14. Purev, U., M.J. Chung, and D.-H. Oh, *Individual differences on immunostimulatory activity of raw and black garlic extract in human primary immune cells.* Immunopharmacology and Immunotoxicology, 2012. **34**(4): p. 651-660.

15. Dong, M., et al., *Aged black garlic extract inhibits Ht29 colon cancer cell growth via the PI3K/Akt signaling pathway.* Biomed Rep, 2014. **2**(2): p. 250-254.

16. Farombi, E.O. and O.O. Onyema, *Monosodium glutamate-induced oxidative damage and genotoxicity in the rat: modulatory role of vitamin C, vitamin E and quercetin.* Human & Experimental Toxicology, 2006. **25**(5): p. 251-259.

17. Hermawati, E., D.C.R. Sari, and G. Partadiredja, *The effects of black garlic ethanol extract on the spatial memory and estimated total number of pyramidal cells of the hippocampus of monosodium glutamate-exposed adolescent male Wistar rats.* Anatomical Science International, 2015. **90**(4): p. 275-286.

18. Ahmed, T. and C.-K. Wang, *Black Garlic and Its Bioactive Compounds on Human Health Diseases: A Review.* Molecules, 2021. **26**(16): p. 5028.

19. Ma, L., et al., *Effects of Anaerobic Fermentation on Black Garlic Extract by Lactobacillus: Changes in Flavor and Functional Components.* Frontiers in Nutrition, 2021. **8**.

20. Kim, J., et al., *A comparative study on the antioxidative and anti-allergic activities of fresh and aged black garlic extracts.* International Journal of Food Science & Technology, 2012. **47**.

www.ingramcontent.com/pod-product-compliance
Lightning Source LLC
Chambersburg PA
CBHW071057260726
48661CB00006B/2320